I0209945

43 natürliche Rezepte um Harnwegsinfektionen zu behandeln:

Die medikamentenlose Lösung deiner Probleme

Von

Joe Correa CSN

COPYRIGHT

© 2017 Live Stronger Faster Inc.

Alle Rechte vorbehalten

Vervielfältigung oder Übersetzung einzelner Inhalte dieser Arbeit außer dem in Abschnitt 107 oder 108 des Urheberrechtsgesetzes der Vereinigten Staaten von 1976 erlaubten, ist ohne die Erlaubnis des Urheberrechtsinhaber rechtswidrig.

Diese Veröffentlichung ist dafür, genaue und verbindliche Informationen hinsichtlich des behandelten Themas zur Verfügung zu stellen. Es wird unter der Voraussetzung verkauft, dass weder der Autor noch der Verleger medizinische Beratung leisten. Wenn medizinischer Rat oder Hilfe benötigt wird, bitte einen Arzt konsultieren. Dieses Buch ist nur eine Hilfe und sollte nicht Ihrer Gesundheit schaden. Konsultieren Sie bitte einen Arzt bevor Sie mit diesem Ernährungsplan beginnen, um sicherzustellen, dass es für Sie passt.

DANKSAGUNG

Dieses Buch ist meinen Freunden und meiner Familie gewidmet, die leichte oder ernste Krankheiten hatten, so dass Sie eine Lösung finden und die notwendigen Veränderungen in Ihrem Leben zu machen.

43 natürliche Rezepte um Harnwegsinfektionen zu behandeln:

Die medikamentenlose Lösung deiner Probleme

Von

Joe Correa CSN

INHALT

ÜBER DEN AUTOR

Nach jahrelanger Forschung glaube ich ehrlich an die positive Wirkung die richtige Ernährung auf den Körper und den Geist haben kann. Meine Kenntnis und Erfahrung haben mir geholfen, im Laufe der Jahre gesünder zu leben, was ich mit meiner Familie und Freunden geteilt habe. Je mehr Sie über gesünderes Essen und Trinken wissen, desto eher werden Sie Ihr Leben und die Essgewohnheiten ändern wollen.

Ernährung ist ein Schlüsselfaktor im Pozess für Gesundheit und ein längeres Leben - also starte noch heute. Der erste Schritt ist der wichtigste und der bedeutungsvollste.

EINFÜHRUNG

43 natürliche Rezepte um Harnwegsinfektionen zu behandeln: Die medikamentenlose Lösung deiner Probleme

Von Joe Correa CSN

Eine geänderte Ernährung ist ein guter Weg, um bei der Heilung von Harnwegsinfekten zu unterstützen und weitere Gesundheitsprobleme, die übersehen wurden. Deshalb habe ich diese großartigen Rezepte erstellt, die bei der Heilung und Vorbeugung von Harnwegsinfekten helfen.

Das Vorbereitung von Mahlzeiten muss überhaupt nicht kompliziert sein. Eigentlich sogar ziemlich einfach, so einfach wie jeder Snack. Es ist der beste Weg, zu wissen, was man ist und welche Zutaten im Essen enthalten sind.

Die Rezepte in diesem Buch sind gesund und wohl schmeckendend. Sie sind perfekt für Frühstück, Mittag- oder Abendessen. Diese Buch unterstützt bei der Herstellung von Frühstücksklassikern wie geräuchertem Lachsbrotaufstrich, Milchreis sowie Avocado- und Cashewcremepüree. Ein paar gute Smoothie-Ideen zum Probieren sind auch enthalten.

Die Rezepte in diesem Buch beinhalten auch eine Vielzahl an Salatvarianten von Linsen bis Thunfisch und eine

Vielzahl an Gemüsekombinationen, damit die Harnwegsinfekte schneller verschwinden.

43 NATÜRLICHE REZEPTE UM HARNWEGSINFEKTIONEN ZU BEHANDELN: DIE MEDIKAMENTENLOSE LÖSUNG DEINER PROBLEME

Frühstücksrezepte

1.   Lachspastete

Zutaten:

- 2 Lachsfilets (2,5 cm dick), ohne Gräten und ohne Haut
- ½ TL getrockneter Rosmarin
- 1/8 TL Meersalz
- ¼ TL Chili, gemahlen
- 1 EL frischer Zitronensaft
- Olivenöl

Zubereitung:

Lachsfilets waschen und trocken tupfen. In mundgerechte Stücke schneiden und zur Seite stellen. Öl in einer großen

Bratpfanne erwärmen und Lachsstücke reingeben. Für ca. 10 Minuten kochen, ständig umrühren. Vom Herd nehmen und in eine Küchenmaschine geben.

Die restlichen Zutaten in die Küchenmaschine geben. Gut verarbeiten bis es gut vermengt ist. Mit frischem Gemüse oder Vollkornkräcker nach Wahl servieren.

Nährwertangaben pro Portion: Kalorien: 240, Proteine: 20 g, Kohlenhydrate: 1,2 g, Fette: 16 g

2.   Detox Smoothie

Zutaten:

- 55 g Spinat, fein gehackt
- 45 g Brokkoli, fein gehackt
- 1 EL Walnüsse, gehackt
- 1 EL Haselnüsse, gehackt
- 480 ml Wasser
- ¼ TL Ingwer, gemahlen
- Eine Handvoll Eiswürfel

Zubereitung:

Zutaten in einen Mixer geben und für 30 Sekunden mischen. Kalt servieren.

Nährwertangaben pro Portion: Kalorien: 110, Proteine: 17 g, Kohlenhydrate: 7 g, Fette: 3 g

3.   Avocado- und Cashewcremepüree

Zutaten:

- 2 ganze Eier

- 2 Eiweiß

- 1 EL Cashewbutter

- 120 ml Magermilch

- 1 reife Avocado, grob gewürfelt

- 1 EL frische Minzblätter, fein gehackt

- 1 Prise Salz

Zubereitung:

Eier hart kochen (ca. 10 Minuten dürfte reichen). Vom Herd nehmen und abkühlen lassen.

Eier schälen und schneiden. Mit einer Gabel zerdrücken. Eier trennen.

Avocado schälen und schneiden. In einen Mixer geben. Milch, Eier, Eiweiß, Cashewbutter, Salz und Minzblätter zugeben.

Für ca. 30 Sekunden gut verrühren. Kalt servieren.

Nährwertangaben pro Portion: Kalorien: 187, Proteine: 12,8 g, Kohlenhydrate: 7 g, Fette: 4,5 g

4.   Frischer Tomatensmoothie

Zutaten:

- 240 ml frischer Tomatensaft

- 2 kleine Tomaten, geschält

- 1 EL Walnüsse

- 1 EL Honig

- 1 EL Sesamsamen

Zubereitung:

Zutaten in einen Mixer geben und für 20 Sekunden mischen. Kalt servieren.

Nährwertangaben pro Portion: Kalorien: 111, Proteine: 7 g, Kohlenhydrate: 27 g, Fette: 1 g

5.   Milchreis

Zutaten:

- 480 ml Magermilch (für extra Geschmack geht auch Mandelmilch)
- 125 g Reis, vorgekocht
- 1 EL Walnüsse, fein gehackt
- 1 EL Haselnüsse, fein gehackt
- ¼ TL Salz
- 1 TL Zimt, gemahlen
- ½ EL zuckerfreier Vanilleextrakt

Zubereitung:

480 ml Milch in einem mittelgroßen Topf zum Kochen bringen. Reis, Nüsse, Salz, Vanilleextrakt zugeben und gut verrühren. Für ca. 10 Minuten kochen oder bis eine cremige Masse entsteht. Etwas Zimt unterrühren und vom Herd nehmen. Vor dem Servieren im Kühlschrank gut abkühlen lassen.

Nährwertangaben pro Portion: Kalorien: 158, Proteine: 14 g, Kohlenhydrate: 3 g, Fette: 2 g

6.   Geräucherter Lachsbrotaufstrich

Zutaten:

- 225 g geräucherte Lachsscheiben

- 60 g Mandeln, gemahlen

- 30 g frische Petersilie

- 1 TL getrockneter Oregano

- 2 Knoblauchzehen, zerdrückt

- 2 EL Olivenöl

- 60 ml Wasser

- 1/8 TL Salz

Zubereitung:

Die Zutaten in eine Küchenmaschine geben und für ca. 30 Sekunden gut verrühren. Sofort mit Sellerie oder Kräcker oder eine Beilage nach Wahl servieren.

Nährwertangaben pro Portion: Kalorien: 245, Proteine: 41,3 g, Kohlenhydrate: 2 g, Fette: 18 g

7.   Fettarmer Linsenburger

Zutaten:

- 150 g Linsen, eingeweicht
- 1 kleine rote Zwiebel, geschält und fein gewürfelt
- ½ mittelgroße Süßkartoffel, geraspelt
- 1 kleine rote Paprika, fein gewürfelt
- 2 Scheiben Vollkornbuchweizenbrot
- 2 EL Reismehl
- 2 EL Semmelbrösel
- 1 TL Chiasamen
- 1 TL Petersilie, fein gehackt
- ½ TL Cayennepfeffer
- Salz und Pfeffer, für den Geschmack
- Olivenöl

Weiteres:

- 4 Vollkornburgerbrötchen
- 1 mittelgroße Tomate, geschnitten
- 1 kleine Zwiebel, geschnitten
- Einige Salatblätter

Zubereitung:

2 EL Öl in einer großen Bratpfanne bei mittlerer Hitze erwärmen. Fein gehackte Zwiebeln zugeben und unter Rühren anbraten bis sie glasig sind. Gewürfelte Paprika zugeben und für ein paar Minuten weiterkochen oder bis sie weich sind.

Vom Herd nehmen und zur Seite stellen.

In der Zwischenzeit die Linsen kurz kochen (10 Minuten dürften reichen). Abgießen und etwas abkühlen lassen.

Die frittierten Zutaten mit den Linsen in eine Schüssel geben und vermengen. Mit der Hand 4 Brätlinge für die Burger formen.

4 EL Öl bei mittlerer Hitze erwärmen. Die Burger für ca. 3-4 Minuten auf der Seite anbraten.

Mit Tomate, geschnittenen Zwiebeln und Salat servieren. Je nach Geschmack Ketschup oder Senf oder Majo zugeben.

Nährwertangaben pro Portion: Kalorien: 294, Proteine: 16,4 g, Kohlenhydrate: 59 g, Fette: 6 g

8. Gemischter Beerensmoothie

Zutaten:

- 1 Handvoll gemischter Wildbeeren nach Geschmack

- 1 TL Stevia-Süßstoffe

- 1 TL Ingwer, gerieben

- 1 Glas Wasser

Zubereitung:

Zutaten in einen Mixer geben und für 20 Sekunden gut mischen. Kalt servieren.

Nährwertangaben für 1 Portion: Kalorien: 19, Proteine: 0,5 g, Kohlenhydrate: 7 g, Fette: 0 g

9.   Schnelle Kokosplätzchen

Zutaten:

- 170 g Kokosnussmehl

- 160 g Reismehl

- 150 g Steviapulver

- 3 Eier

- 6 EL Honig (kann durch Agavendicksaft ersetzt werden)

- 2 TL Backpulver

- 1 TL Zimt

Zubereitung:

Den Ofen auf 300°F (150°C) vorheizen. Backpapier auf ein Backblech legen. Zur Seite stellen.

Alle trockenen Zutaten in eine große Schüssel geben. Eier, Stevia, Honig und Zimt vorsichtig verrühren. Gut verrühren bis ein glatter Teig entsteht. Mit der Hand Cookies formen. Auf das Backblech legen und für ca. 10-15 Minuten backen.

Aus dem Ofen nehmen und abkühlen lassen.

Nährwertangaben für 1 Portion: Kalorien: 126, Proteine: 1 g, Kohlenhydrate: 17 g, Fette: 5,1 g

10. Gefrorener Kirschjoghurt

Zutaten:

- 250 g Kirschjoghurt (kann durch veganen Joghurt ersetzt werden)
- 115 g frische Kirschen
- 4 Erdbeeren
- 2 EL Honig

Zubereitung:

Zutaten in einen Mixer geben und für 20 Sekunden gut mischen. In ein Glas geben und für ca. 30 Minuten in den Gefrierschrank stellen. Kalt servieren.

Nährwertangaben für 1 Portion: Kalorien: 110, Proteine: 2 g, Kohlenhydrate: 21 g, Fette: 1,5 g

Rezepte fürs Mittagessen

11.   Koriander-Knoblauch-Burger

Zutaten:

- 400 g Linsen, eingeweicht

- 3 Knoblauchzehen, gewürfelt

- 40 g Semmelbrösel (Buchweizenbrot wählen)

- 30 g Cheddar (am besten frisch gerieben, aber es geht auch anders)

- 1 Ei, geschlagen

- 480 ml Wasser

- 80 g Reismehl

- Salz und Pfeffer, für den Geschmack

Zubereitung:

Linsen in einer mittleren Schüssel mit einer Gabel zerdrücken und dann mit Knoblauch, Semmelbrösel und Cheddar mischen. Zu Brätlingen formen und zur Seite stellen.

Ei und Wasser in einer Schüssel verquirlen; Mehl und eine Prise Salz & Pfeffer in einer anderen Schüssel vermengen. Jedes Brätling vorsichtig mit der Mehlmischung bedecken, dann in das Ei geben und dann wieder mit Mehl bedecken. Olivenöl in einer großen Bratpfanne bei mittlerer Hitze erwärmen. Die Burger für ca. 2-3 Minuten auf der Seite anbraten bis sie gebräunt sind.

Mit warmem Buchweizenbrot oder in einer Vollkorpita mit Koriander, Zwiebel, Tomaten oder was man will, servieren - aber dies ist optional!

Nährwertangaben pro Portion: Kalorien: 480, Proteine: 38 g, Kohlenhydrate: 36 g, Fette: 17 g

12.   Wildlachs-Salat mit Reis

Zutaten:

- 200 g brauner Reis

- 140 g Wildlachsfilet

- 4 EL natives Olivenöl extra

- 140 g Kirschtomaten, halbiert

- 1 mittelgroße Zwiebel, fein gehackt

- 1 EL frische Minze, fein gehackt

- 1 TL Kurkuma, gemahlen

- ¼ TL Meersalz

Zubereitung:

Reis in einen großen Topf geben. 720 ml Wasser hinzugeben und zum Kochen bringen. Für 15 Minuten bei mittlerer Hitze kochen, gelegentlich umrühren. Vom Herd nehmen und etwas abkühlen lassen.

Olivenöl mit einem Pinsel auf dem Lachsfilet verteilen. Etwas Salz drüber streuen und fest in Alufolie wickeln. Etwas mehr Wasser in einen Topf geben und den Lachs zugeben. Zum Kochen bringen und für 5 Minuten kochen.

Den Lachs entnehmen und auswickeln. Etwas abkühlen lassen und in mundgerechte Stücke scheiden.

Lachs mit Reis, Kirschtomaten, gehackter Zwiebel, Minze und Kurkuma in einer großen Schüssel vermengen.

Mit etwas Meersalz und Olivenöl würzen, vermengen und servieren.

Nährwertangaben pro Portion: Kalorien: 171, Proteine: 20 g, Kohlenhydrate: 17,8 g, Fette: 6 g

13. Rotlachsfilets

Zutaten:

- 450 g frische Lachs, in 2,5 cm dicke Scheiben schneiden
- 100 ml Olivenöl
- 1 EL Knoblauchpulver
- ½ TL Meersalz
- 1 EL getrockene Petersilie
- 2 EL Paprikapulver
- 1 kleine Zwiebel, gewürfelt
- 1 Zitrone, geschnitten

Zubereitung:

Olivenöl, Knoblauchpulver, Meersalz, getrocknete Petersilie und Paprikapulver in einer großen Schüssel vermengen. Lachsscheiben zugeben, zudecken und für ca. 1 Stunde marinieren.

Den Ofen auf 350°F (150°C) vorheizen. Die marinierten Lachsscheiben in eine kleine Auflaufform geben. Für 35 Minuten backen. Aus dem Ofen nehmen und mit Zwiebeln und Zitronenscheiben servieren.

Nährwertangaben pro Portion: Kalorien: 240, Proteine: 58 g, Kohlenhydrate: 0 g, Fette: 17 g

14.   Gegrillte Hühnerbrust mit Ingwersoße

Zutaten:

- 110 g Hühnchenfleisch, ohne Haut und ohne Knochen

- 2 EL Olivenöl

Grillpfanne mit Antihaft-Beschichtung bei mittlerer Hitze erwärmen. Hühnchen in mundgerechte Stücke schneiden. In die Bratpfanne geben und mit Olivenöl unter Rühren für ca. 10 Minuten anbraten.

Aus der Pfanne nehmen und mit Ingwersoße servieren.

Zubereitung der Ingwersoße

Zutaten:

- 15 g Ingwer, geschält und gehackt

- 1 Knoblauchzehe, zerdrückt

- 1 EL frischer Zitronensaft

- 1 TL Apfelessig

- 40 g Zwiebel, gewürfelt

Zubereitung:

Zutaten der Ingwersoße in einen Mixer geben und für 20 Sekunden gut mischen. Vor dem Servieren mindestens 20 Minuten kühl stellen.

Nährwertangaben pro Portion: Kalorien: 157, Proteine: 30,8 g, Kohlenhydrate: 0 g, Fette: 3,5 g

15.   Chilenische Wolfsbarschfilets

Zutaten:

- 115 g chilenische Wolfsbarschfilets

- 1 Zitrone, geschnitten

- 60 ml Zitronensaft

- 1 TL getrockneter Rosmarin, gemahlen

- 1 EL frische Petersilie, fein gehackt

- ¼ TL Pfeffer

Zubereitung:

Fisch waschen und putzen. Trocken tupfen und halbieren.

Zitronensaft, getrockneter Rosmarin, frische Petersilie und Pfeffer in einer großen Schüssel vermengen. Fischfilet in der Mischung in der Schüssel einweichen und für 30-60 Minuten kühl stellen.

Den Ofen auf 320°F (160°C) vorheizen. Backpapier auf ein Backblech legen und zur Seite stellen.

Den Fisch aus dem Kühlschrank nehmen und auf das Backblech legen. Etwas Marinade auf die Filets gebenund für 30 Minuten backen.

Aus dem Ofen nehmen, mit mehr Marinade beträufeln und mit Zitronenscheiben servieren.

Nährwertangaben pro Portion: Kalorien: 77, Proteine: 11,5 g, Kohlenhydrate: 0,2 g, Fette: 3,5 g

16.   Krabbeneintopf

Zutaten:

- 200 g Tomaten, gewürfelt

- 115 g gefrorenes Krabbenfleisch

- 1 EL getrockneter Basilikum

- 240 ml fettfreier Fischfond

- 240 ml Wasser

- Prise Pfeffer

- 30 g Tomatenmark

- 3 Selleriestangen, gewaschen und gehackt

- 1 Zwiebel, fein gehackt

- 4 Knoblauchzehen, zerdrückt

Zubereitung:

Bratpfanne mit Antihaft-Beschichtung bei mittlerer Hitze erwärmen. Gewürfelten Sellerie, Zwiebeln und ca. 2 EL Wasser zugeben. Für ca. 10 Minuten unter Rühren anbraten. Vom Herd nehmen und in einen großen Topf geben. Restliche Zutaten zugeben und für ca. 1 Stunde bei mittlerer Hitze kochen.

Warm servieren.

Nährwertangaben pro Portion: Kalorien: 177, Proteine: 15 g, Kohlenhydrate: 4 g, Fette: 0,5 g

17.   Tomatensuppe mit Sellerie

Zutaten:

- 55 g Tomaten, geschält und grob gewürfelt
- Prise Pfeffer
- 1 Selleriestange, gewaschen und fein gehackt
- 1 Zwiebel, gewürfelt
- 1 Lorbeerblatt
- 1 EL frischer Basilikum, fein gehackt
- Frisches Wasser

Zubereitung:

Eine Bratpfanne mit Antihaft-Beschichtung bei mittlerer Hitze erwärmen. Zwiebeln, Sellerie und frischen Basilikum zugeben. Etwas Pfeffer drüber streuen und für 10 Minuten unter Rühren anbraten bis es karamellisiert ist.

Tomate und ca. 60 ml Wasser hinzugeben. Die Temperatur herunterdrehen und für ca. 15 Minuten kochen, bis es weich ist. 240 ml Wasser zugeben und zum

Kochen bringen. Vom Herd nehmen und mit 1 Lorbeerblatt servieren.

Nährwertangaben pro Portion: Kalorien: 21, Proteine: 0,7 g, Kohlenhydrate: 4,9 g, Fette: 0,9 g

18.   Gegrillte Champignons

Zutaten:

- 110 g Champignons
- 1 TL frischer Dill
- ½ TL Knoblauchpulver

Zubereitung:

Grillpfanne mit Antihaft-Beschichtung bei mittlerer Hitze erwärmen. Jeden Champignon säubern, waschen und halbieren. Für 5 Minuten unter ständigem Rühren anbraten. Champignons vom Herd nehmen und auf eine Servierplatte geben. Mit etwas Knoblauchpulver bestreuen und mit frischem Dill garnieren. Warm servieren.

Nährwertangaben pro Portion: Kalorien: 119, Proteine: 22 g, Kohlenhydrate: 1,5 g, Fette: 1,7 g

19. Mesclunsalat mit Muscheln

Zutaten:

- 115 g frische Muscheln, entbartet

- 1 Zwiebel, geschält and fein gehackt

- 1 Knoblauchzehe, zerdrückt

- 5 EL frischer Zitronensaft

- 15 g frische Petersilie, fein gehackt

- 1 EL frischer Rosmarin, fein gehackt

- 30 g Salat

- 30 g Rucola

- 1 mittlere Kirschtomate, zum Dekorieren

- Meersalz, für den Geschmack

Zubereitung:

Muscheln waschen und abtropfen. Zur Seite stellen.

Bratpfanne mit Antihaft-Beschichtung bei mittlerer Hitze erwärmen. Zwiebel schälen und fein würfeln. Die Temperatur runter drehen und die gewürfelte Zwiebel zugeben. Ca. 60 ml Wasser zugeben. Unter Rühren für einige Minuten anbraten, bis sie knusprig-zart sind. Muscheln und fein gehackte Petersilie zugeben. Für ca. 20 Minuten unter Rühren anbraten. Wenn das ganze Wasser verdunstet ist, Knoblauch und gehackter Rosmarin zugeben und erneut gut verrühren.

Muscheln mit Rucola und Salat in einer großen Salatschüssel vermengen. Zitronensaft zugeben, etwas Salz drüber streuen und mit einer Kirschtomate dekorieren. Sofort servieren.

Nährwertangaben pro Portion: Kalorien: 78, Proteine: 17 g, Kohlenhydrate: 6 g, Fette: 9 g

20.   Thailändische Champignons mit Ingwer

Zutaten:

- 180 g Gouda, in Würfel geschnitten

- 3 EL Ingwersoße

- 1 EL natives Olivenöl extra

- 2 EL frischer Ingwer, gemahlen

- 2 Knoblauchzehen

- 2 EL frische Chili, gehackt

- 55 g frische Champignons

- 175 g frische, gelbe Paprika, gewürfelt

- 150 g grüne Bohnen, gekocht

- 2 EL Teriyaki-Sauce

- 60 ml Wasser

- 10 g frischer Basilikum, gehackt

- 1 kleine Zwiebel, geschält und geschnitten

- 500 g brauner Reis, vorgekocht

Zubereitung:

Die Zutaten in einer Bratpfanne oder einem Wok mit Antihaft-Beschichtung verrühren. Bei mittlerer Hitze erwärmen und Die Zutaten für ca. 20 Minuten anbraten, dabei ständig rühren.

Mit braunem Reis servieren.

Nährwertangaben pro Portion: Kalorien: 157, Proteine: 30 g, Kohlenhydrate: 29 g, Fette: 11,9 g

Rezepte fürs Abendessen

21.   Warmer Quinoa und weiße Bohnen

Zutaten:

- 170 g Quinoa, vorgekocht

- 200 g weiße Bohnen, vorgekocht

- 3 EL Haselnüsse, geröstet

- 30 g frische Petersilie

- 1 kleine Zwiebel, geschält und gewürfelt

- 2 Knoblauchzehen

- ¼ TL Salz

- 5 EL natives Olivenöl extra

- 110 g Champignons, geschnitten

- 30 g Cranberries, getrocknet

Zubereitung:

Haselnüsse, Petersilie, Salz und 3 EL Olivenöl in einer Küchenmaschine vermischen. Für 30 Sekunden gut verrühren. Restliches Olivenöl in einer großen Bratpfanne erwärmen. Gewürfelte Zwiebeln und Knoblauch zugeben. Gut verrühren und für einige Minuten anbraten, bis sie eine schöne goldene Farbe haben. Gekochten Quinoa, weiße Bohnen, Champignons zugeben und gut verrühren. Für 5 weitere Minuten kochen und rühren, bis das Wasser Wasser verdunstet ist. Vom Herd nehmen und in eine große Schüssel geben. Haselnussmischung und 30 g Cranberries zugeben. Gut rühren und warm servieren.

Nährwertangaben pro Portion: Kalorien: 189, Proteine: 26,9 g, Kohlenhydrate: 39,6 g, Fette: 8,9 g

22.   Mediterrane Meerbrasse

Zutaten:

- 450 g frische Meerbrasse

- 100 ml natives Olivenöl extra

- 1 ganze Zitrone, geschnitten

- 4 Rosmarinzweige

- 1 EL getrockene Minze, gemahlen

- 3 Knoblauchzehen, zerdrückt

- ¼ TL Paprikapulver

- Salz, für den Geschmack

Zubereitung:

Fisch waschen und putzen. Der Länge nach schneiden und die Innereien entfernen. Olivenöl mit getrockneter Minze, zerdrückten Knoblauchzehen und Paprikapulver in einer mittelgroßen Schüssel vermengen. Fisch mit dieser Mischung bestreichen und mit Zitronenscheiben und Rosmarinzweigen füllen.

2 EL Olivenöl in eine Bratpfanne mit Antihaft-Beschichtung geben. Bei mittlerer Hitze erwärmen und en Fisch für ungefähr 6 Minuten auf jeder Seite anbraten.

Nährwertangaben pro Portion: Kalorien: 117, Proteine: 17 g, Kohlenhydrate: 0 g, Fette: 7,5 g

23.   Hühnerbrust mit Knoblauch und Petersilie

Zutaten:

- 1 große Hühnerbrust, ohne Haut und ohne Knochen, in 2,5 cm dicke Stücke schneiden

- 50 ml natives Olivenöl extra

- 3 Knoblauchzehen, zerdrückt

- 30 g frische Petersilie

- 1 EL frischer Limettensaft

- Salz, für den Geschmack

Zubereitung:

Olivenöl mit zerdrückten Knoblauchzehen, fein gehackter Petersilie, frischem Limettensaft and etwas Salz (ca. ¼ TL ist genug) in einer mittleren Schüssel vermischen. Das Hühnchen waschen und trocken tupfen und in 2,5 cm dicke Stücke schneiden. Olivenölmischung über das Fleisch geben und für ca. 15 Minuten stehen lassen.

Die Grillpfanne bei mittlerer Hitze erwärmen. Etwas Marinade in die Grillpfanne geben (ca. 2 EL), dann die

Hühnerfilet zugeben und für ca. 15 Minuten unter ständigem Rühren kochen.

Aus der Pfanne nehmen und mit frischem Gemüse nach Wahl servieren.

Nährwertangaben pro Portion: Kalorien: 146, Proteine: 33 g, Kohlenhydrate: 0 g, Fette: 6,9 g

24. Ofengebackenes Kalbfleisch mit süßem Kohl

Zutaten:

- 225 g Kalbfleischschnitzel

- 480 g süßen Kohl, geraspelt

- 1 kleine Zwiebel, fein gewürfelt

- 1 Knoblauchzehe, zerdrückt

- 165 g frisches Tomatenmark

- 1 mittelgroße rote Paprika, geschnitten

- ½ TL Salz

- ¼ TL schwarzer Pfeffer, gemahlen

- Olivenöl

Zubereitung:

Den Ofen auf 350°F (150°C) vorheizen. Etwas Olivenöl in einer Auflaufform verteilen und die Schnitzel reinlegen. Für 20 Minuten backen oder bis sie leicht verschmort sind.

In der Zwischenzeit 2 EL Olivenöl in einer großen Bratpfanne bei mittlerer Hitze erwärmen. Zwiebeln and zerdrückten Knoblauch hinzufügen. Für 2-3 Minuten anbraten, ständig umrühren. Kohl, geschnittene Paprika und frisches Tomatenmark zugeben. Abdecken und die Temperatur herunterdrehen. Für ca. 15 Minuten kochen. Vom Herd nehmen und zur Seite stellen.

Die Schnitzel aus dem Ofen nehmen und die Kohlmischung auf die Schnitzel in der Auflaufform geben. Mit etwas Salz und gemahlenem, schwarzem Pfeffer würzen. Die Auflaufform mit einer Alufolie abgedecken und in den Ofen zurückstellen. Für 30 Minuten backen, dann servieren.

Nährwertangaben pro Portion: Kalorien: 118, Proteine: 8,7 g, Kohlenhydrate: 9,1 g, Fette: 5,4 g

25.   Süßkartoffel- und Erbsenbrätlinge

Zutaten:

- 100 g grüne Erbsen, gekocht

- 1 Süßkartoffel

- 50 g Parmesan

- 40 g Semmelbrösel

- ½ TL Salz

- ¼ TL schwarzer Pfeffer, frisch gemahlen

- 1 Ei

- 4 EL Olivenöl

Zubereitung:

Süßkartoffel in 2,5 cm dicke Scheiben schneiden. In einen großen Topf geben und genug Wasser zugeben, damit sie bedeckt sind. Zum Kochen bringen und für 10-15 Minuten kochen, bis sie weich sind. Vom Herd nehmen, abtropfen und abkühlen lassen.

Die Süßkartoffelscheiben in eine Küchenmaschine geben. Grüne Erbsen zugeben und zu einem gleichmäßigen Püree verarbeiten. Aus der Küchenmaschine nehmen und Salz,

1 Ei und schwarzen Pfeffer zugeben. Mit einer Gabel aufschlagen und mit der Hand Brätlinge formen.

Etwas Olivenöl in einer mittelgroßen Pfanne erwärmen. Jeden Brätling in Semmelbrösel wälzen und für ca. 3 Minuten auf jeder Seite anbraten. Mit Parmesan garnieren und servieren.

Nährwertangaben pro Portion: Kalorien: 365, Proteine: 12,4 g, Kohlenhydrate: 54.6 g, Fette: 14,1 g

26.   Sellerie mit Gorgonzola

Zutaten:

- 115 g Sellerie, fein gewürfelt

- 1 mittelgroße Birne, geschnitten

- 70 g Mandeln, geröstet

- 100 g Gorgonzola, gewürfelt

Für das Dressing:

- Saft 1 mittelgroßen Orange

- 3 TL Meerrettich

- 2 TL Honig

- 1 Knoblauchzehe, zerdrückt

- ½ TL Salz

- ¼ TL Pfeffer, gemahlen

- 2 EL Olivenöl

Zubereitung:

Für das Dressing Zutaten in einem Glasbehälter mit einem gut schließenden Deckel geben. Deckel verschließen und gut schütteln. Zur Seite stellen.

Geschnitten Birne auf eine Servierschüssel legen. Gehackter Sellerie, geröstete Mandeln und gewürfelten Gorgonzola zugeben. Gut verrühren.

Mit Dressing beträufeln und kalt servieren.

Nährwertangaben pro Portion: Kalorien: 302, Proteine: 4,5 g, Kohlenhydrate: 21,3 g, Fette: 19,8 g

27. Einfaches Hummerrezept

Zutaten:

- 1 ganzer Hummer

- 50 ml natives Olivenöl extra

- 1 EL Paprikapulver

- ½ TL Meersalz

- ¼ TL schwarzer Pfeffer

Zubereitung:

Den Ofen auf 350°F (150°C) vorheizen. In der Zwischenzeit Olivenöl mit Meersalz, Cayennepfeffer und gemahlenem schwarzen Pfeffer vermischen. Hummer waschen und auf der langen Seite halbieren. Den Hummer auf das Backblech geben und die Mischung drüber geben. Für 10 Minuten kochen bis es eine leicht goldene Farbe hat. Warm servieren.

Nährwertangaben pro Portion: Kalorien: 111, Proteine: 20 g, Kohlenhydrate: 0 g, Fette: 6 g

28. Geröstetes Gemüse mit geraspeltem Cheddar

Zutaten:

- 75 g rote Beete, geschält und gewürfelt

- 100 g grüne Bohnen, gekocht und abgetropft

- 50 g Rosenkohl, gewürfelt

- 75 g Kürbis, geschält und gehackt

- 72 g Karotten, geraspelt

- 200 g frische Tomaten, grob gewürfelt

- 1 kleine Zwiebel, geschnitten

- 100 g Linsen, gekocht

- 2 Knoblauchzehen, gewürfelt

- 36 g Mangold, fein gehackt

- Prise Salz und Pfeffer

- 3 EL Olivenöl

- 115 g Cheddar, geraspelt

Zubereitung:

Den Ofen auf 350°F (150°C) vorheizen. Rote Beete, grüne Bohnen, Rosenkohl und Kürbis in einer großen Schüssel vermengen. 1 EL Olivenöl und etwas Salz zugeben. Auf ein Backblech legen und für ca. 20 Minuten backen.

In der Zwischenzeit das restliche Olivenöl in einer mittelgroßen Bratpfanne erwärmen. Zwiebeln und Karotten zugeben und für ca. 5 Minuten anbraten, dabei ständig rühren. Gewürfelte Tomaten und gehackten Mangold zugeben. Mit Pfeffer würzen und für ca. 20 Minuten köcheln lassen.

Die vorgekochten Linsen in eine große Servierschüssel geben und mit der frittierten Mischung garnieren. Linsen mit geröstetem Gemüse und Cheddar garniert servieren.

Nährwertangaben pro Portion: Kalorien: 195, Proteine: 32 g, Kohlenhydrate: 35 g, Fette: 10,9 g

29. Spinat-Muffins

Zutaten:

- 180 g Buchweizenmehl

- 80 g Reismehl

- 1 EL Backpulver

- ½ TL Salz

- 240 ml Magermilch

- 2 Eier

- 50 ml Olivenöl

- 60 g Sauerrahm

- 55 g Spinat, gekocht

- Muffinform

Zubereitung:

Alle trockenen Zutaten in eine große Schüssel geben. Milch verquirlen und 2 Eier zugeben. Mit einem Elektrorührgerät gut verrühren. Das ergibt einen schönen, gleichmäßigen Muffinteig. Spinat und Sauerrahm in den Teig geben und erneut gut verrühren. Die Muffins in die Muffinform geben.

Den Ofen auf 300°F (150°C) vorheizen. Die Muffings für ca. 20 Minuten backen.

Nährwertangaben pro Portion: Kalorien: 174, Proteine: 9 g, Kohlenhydrate: 21 g, Fette: 7,8 g

30.   Thai-Forelle

Zutaten:

- 450 g frische Forelle

- 240 ml Fischfond

- 100 ml Olivenöl

- 1 EL Kurkuma, gemahlen

- 115 g Sellerie, gewürfelt

- 2 Knoblauchzehen, zerdrückt

- 2 EL frischer Limettensaft

- ¼ TL Meersalz

- 180 g thailändische Gemüsemischung, zum Servieren

Zubereitung:

Forelle waschen und putzen. Trocken tupfen und zur Seite stellen.

Fischfond und alle anderen Zutaten in einen großen Topf geben. Zum Kochen bringen und Forelle zugeben. Für ca. 10 Minuten kochen.

In der Zwischenzeit die Grillpfanne bei mittlerer Hitze erwärmen. Fisch aus dem Topf nehmen und in die Grillpfanne legen. 60 ml Fischfond in die Pfanne geben und für einige Minuten anbraten.

Mit der thailändischen Gemüsemischung servieren.

Nährwertangaben pro Portion: Kalorien: 287, Proteine: 34 g, Kohlenhydrate: 9 g, Fette: 12 g

Salatrezepte

31. Kalbfleischsalat mit frischem Gemüse

Zutaten:

- 450 g Kalbsschnitzel

- 1 große Tomate, gewürfelt

- 1 große grüne Paprika, gewürfelt

- 50 g Kohl, geraspelt

- 2 EL Olivenöl

- Prise Salz

Zubereitung:

Olivenöl in einer großen Bratpfanne bei mittlerer Hitze erwärmen. Kalbsschnitzel für ca. 10 Minuten auf jeder Seite anbraten. Schnitzel herausnehmen und in mundgerechte Stücke schneiden und mit geraspeltem Kohl, grüner Paprika und gewürfelter Tomate in eine große Salatschüssel geben. Etwas Salz für den Geschmack hinzufügen und servieren.

Nährwertangaben pro Portion: Kalorien: 247, Proteine: 44 g, Kohlenhydrate: 14 g, Fette: 17 g

32. Selbstgemachter Thunfischsalat

Zutaten:

- 1 (340 g) Thunfischsteak

- 25 g Frühlingszwiebeln, gewürfelt

- 4 EL natives Olivenöl extra

- ¼ TL Meersalz

- ¼ TL Chili

- 1/8 TL weißer Pfeffer, gemahlen

- 1 EL frischer Zitronensaft

Zubereitung:

2 EL natives Olivenöl extra in einer großen Bratpfanne bei mittlerer Hitze erwärmen. Thunfischsteak mit Chili, weißem Pfeffer und Salz würzen und in die Bratpfanne geben. Für 5 Minuten auf jeder Seite anbraten.

Aus der Pfanne nehmen und etwas abkühlen lassen. Das Thunfischsteak in kleine Stücke zerbrökeln und mit Frühlingszwiebeln in einer großen Schüssel vermischen. Mit 2 EL Olivenöl und mit frischen Zitronensaft garnieren. Warm oder kalt servieren.

Nährwertangaben pro Portion: Kalorien: 212, Proteine: 25 g, Kohlenhydrate: 14 g, Fette: 11 g

33. Kopfsalat- und Tomatensalat

Zutaten:

- 55 g Tomaten, grob gewürfelt

- 30 g Blattsalat, fein geschnitten

- 1 TL Apfelessig

- ¼ TL Meersalz

- ½ EL natives Olivenöl extra

Zubereitung:

Gewürfelte Tomaten und Blattsalat in eine große Salatschüssel geben und vermengen. Mit Salz, Apfelessig und Olivenöl würzen und servieren.

Nährwertangaben pro Portion: Kalorien: 19, Proteine: 1 g, Kohlenhydrate: 7 g, Fette: 7 g

34. Hühnchensalat

Zutaten:

- 3 Hühnerbrusthälften, ohne Haut und ohne Knochen

- 75 g Salat, geschnitten

- 1 mittelgroße Zwiebel, geschält und geschnitten

- 5 Kirschtomaten

- 2 EL fettarmer Sauerrahm

- 1 EL Olivenöl

- 1 TL gehackte Petersilie

- 1 EL natives Olivenöl extra

- 1 TL Chili, gemahlen

- 1 EL Zitronensaft

- Prise Salz, für den Geschmack

Zubereitung:

Hühnerbrust in kleine Stücke schneiden. Olivenöl, gehackte Petersilie, gewürfelte Chili und Zitronensaft in einer mittleren Schüssel zu einer Marinade vermischen. Die Hühnchenstücke auf ein Backblech geben, mit der Marinade beträufeln und bei 350 °F (175 °C) für ungefähr

25 Minuten backen. Aus dem Ofen nehmen. Abkühlen lassen.

In der Zwischenzeit, Kirschtomaten mit geschnittenem Salat, geschnittenen Zwiebeln und fettarmer Sahne in einer großen Salatschüssel vermengen. Hühnchen unterrühren, mit Salz und Olivenöl würzen und servieren.

Nährwertangaben pro Portion: Kalorien: 187, Proteine: 21,4 g, Kohlenhydrate: 7 g, Fette: 2,5 g

35. Rucolasalat mit Beeren

Zutaten:

- 55 g frischer Rucola

- 1 Orange, geschält und in Spalten geschnitten

- 5 frische Erdbeeren, quadriert

- 25 g frische Heidelbeeren

- 1 EL Honig

- 3 EL frischer Limettensaft

- 5 EL frischer Orangensaft

- ¼ TL Zimt, gemahlen

Zubereitung:

1 EL Honig mit frischem Limettensaft, frischem Orangensaft und gemahlenem Zimt in einer kleinen Schüssel vermischen. Beeren, Erdbeerstücke und Rucola in eine große Salatschüssel geben und vermengen. Salat mit der Honigsoße übergießen und vermengen. Kalt servieren.

Nährwertangaben pro Portion: Kalorien: 72, Proteine: 3 g, Kohlenhydrate: 19 g, Fette: 3,7 g

36.   Frühlingszwiebel-Salat

Zutaten:

- 3 Frühlingszwiebeln, fein gewürfelt

- 45 g Zuckermais

- 1 EL frischer Limettensaft

- 2 EL Olivenöl

- ¼ TL Salz

Zubereitung:

Bei den Zwiebeln die Wurzeln entfernen und die äußerste Schale entfernen, dann gut waschen. 2 EL Öl und gewürfelte Zwiebeln in eine Salatschüssel geben. 1 Minute warten, bis die Zwiebeln das Öl aufgesaugt haben und weich sind. Zuckermais drübergeben und vermengen. Mit frischem Limettensaft beträufeln und servieren.

Nährwertangaben pro Portion: Kalorien: 122, Proteine: 3,5 g, Kohlenhydrate: 21 g, Fette: 7 g

37.   Bunter Bohnensalat

Zutaten:

- 180 g Bohnen nach Wahl, gekocht

- 90 g Zuckermais

- 3 Frühlingszwiebeln, gewürfelt

- 1 kleine rote Paprika, fein gewürfelt

- 1 kleine grüne Paprika, fein gehackt

- ¼ TL Koriander

- ½ TL Rotweinessig

- 1 TL frischer Zitronensaft

- 3 EL natives Olivenöl extra

- 1 Prise Salz

Zubereitung:

Olivenöl mit Rotweinessig, frischem Zitronensaft, Koriander und 1 Prise Salz in einer kleinen Schüssel vermischen. Mais, gekochte Bohnen und Paprika in einer großen Salatschüssel vermengen. Olivenöl-Mischung drüber geben und servieren.

Nährwertangaben pro Portion: Kalorien: 220, Proteine: 24 g, Kohlenhydrate: 32 g, Fette: 11 g

38.   Junger Spinatsalat

Zutaten:

- 180 g Kirschtomaten

- 65 g schweizer Käse, gewürfelt

- 120 g junger Spinat, gehackt

- 1 kleine Orange, gewürfelt

- 1 EL Parmesan

- 1 TL frischer Zitronensaft

Zubereitung:

Die Zutaten in einer großen Schüssel zusammenrühren und mit Zitronensaft beträufeln. Gut verrühren und servieren.

Nährwertangaben pro Portion: Kalorien: 131, Proteine: 20,5 g, Kohlenhydrate: 18 g, Fette: 14 g

39. Violetter Salat

Zutaten:

- 1 Stück Putenbrust, ohne Knochen und ohne Haut

- 2 Eier

- 100 g Rotkohl, gehackt

- 1 mittelgroße Tomate, gewürfelt

- 90 g Oliven

- 100 g Frühlingszwiebeln, gewürfelt

- 90 g Zuckermais

- 4 EL Olivenöl

- Prise Salz

- 1 EL frischer Zitronensaft

Zubereitung:

Pute waschen und trocken tupfen und in 2,5 cm dicke Stücke schneiden. 2 EL Olivenöl in einer großen Bratpfanne bei mittlerer Hitze erwärmen. Putenstreifen für ca. 10 Minuten anbraten, auf alle Seiten drehen. Vom Herd nehmen und in eine große Salatschüssel geben.

In der Zwischenzeit Eier ca. 7-8 Minuten kochen. Vom Herd nehmen, abtropfen und schälen. In Scheiben schneiden.

Geschnittene Eier, gewürfelte Frühlingszwiebeln, Oliven, gewürfelte Tomate, gehackten Kohl und Zuckermais in eine Salatschüssel mit der gebratenen Pute geben und gut verrühren. Mit etwas Salz und frischem Zitronensaft würzen.

Nährwertangaben pro Portion: Kalorien: 186, Proteine: 42 g, Kohlenhydrate: 38 g, Fette: 17 g

40.   Zuckermais- und Thunfischsalat

Zutaten:

- 450 g Thunfisch, ohne Öl

- 90 g Zuckermais

- 90 g rote Bohnen, vorgekocht

- 1 kleine Zwiebel, gewürfelt

- ¼ TL schwarzer Pfeffer, gemahlen

- ¼ TL Meersalz

- 1 EL Olivenöl

- 1 EL Zitronensaft

Zubereitung:

Zwiebeln schälen und klein schneiden. Geschnittene Zwiebel, Thunfisch und Zuckermais in eine Salatschüssel geben. Vorgekochte rote Bohnen und gemahlenen Pfeffer zugeben und gut verrühren. Mit Olivenöl, Salz und Zitronensaft würzen. Vor dem Servieren für ca. 20-30 Minuten kühl stellen um ihn kalt zu servieren.

Nährwertangaben pro Portion: Kalorien: 287, Proteine: 31,7 g, Kohlenhydrate: 12,8 g, Fette: 16 g

Rezepte fürs Abendessen

41.   Schokoladenkuchen mit Erdbeeren

Zutaten:

- 250 g Mehl

- 3 TL Backpulver

- 720 ml Milch

- 2 große Bananen, zerdrückt

- 235 g Rohkakaopulver

- 5 EL Agavendicksaft

- 3 TL Vanilleextrakt

- 55 g frische Erdbeeren, gewürfelt

Zubereitung:

Den Ofen auf 350°F (175°C) vorheizen. In eine kleine Auflaufform (20x20 cm) etwas Backpapier legen.

Alle Zutaten in einer großen Schüssel zusammenrühren, außer Erdbeeren. Agavendicksaft, zerdrückte Banane und Vanilleextrakt zugeben und langsam mit der Milch verquirlen. Mit einem Elektrorührgerät gut verrühren. Gewürfelte Erdbeeren zugeben und mit einem Löffel erneut verrühren.

Masse in eine Auflaufform geben und für ca. 45 Minuten backen. Aus dem Ofen nehmen und vor dem Servieren abkühlen lassen.

Nährwertangaben pro Portion: Kalorien: 487, Proteine: 35 g, Kohlenhydrate: 45 g, Fette: 24 g

42.   Schokoladenbrownie

Zutaten:

- 250 g Mehl

- 50 ml Olivenöl

- 100 g brauner Zucker

- 120 g Kakaopulver

- 1 große Banane, zerdrückt

- 2 TL Backpulver

Zubereitung:

Die Zutaten in einer großen Schüssel mit einem Elektrorührgerät verrühren. Den Ofen auf 350°F (150°C) vorheizen. Backpapier auf ein Backblech legen. Für ca. 15 Minuten backen, dann in quadratische Stücke schneiden und servieren.

Nährwertangaben pro Portion: Kalorien: 243, Proteine: 2,7 g, Kohlenhydrate: 39 g, Fette: 10,1 g

43. Milchfreies Schokoladen-Erdbeer-Dessert

Zutaten:

- 2 Dosen (340 g) Kokosmilch

- 2 EL Stevia-Süßungsmittel

- 2 TL flüssiger Erdbeerextrakt

- ¼ EL Salz

- 2 EL Maisstärke

- 1 EL Schokoladenstreusel

- 12 Schokoladenkekse, zerbröselt

Zubereitung:

Kokosmilch, Zucker, Salz und Maisstärke in einem mittelgroßen Topf vermengen. Zum Kochen bringen, bei mittlerer Hitze. Für 5 Minuten kochen, ständig umrühren. Vom Herd nehmen und für 10 Minuten kühl stellen. Erdbeerextrakt zugeben und mit dem Elektrorührgerät gut vermischen. Mit einigen zerbröselten Schokoladenkekse und Schokoladenstreusel garnieren und mischen. Servieren und Guten Appetit.

Nährwertangaben pro Portion: Kalorien: 148, Proteine: 1 g, Kohlenhydrate: 17,8 g, Fette: 4 g

WEITERE TITEL DIESES AUTORS

70 Effektive Rezepte um Übergewicht zu Vermeiden und Gewicht zu Verlieren: Fett schnell verbrennen durch die Verwendung von richtiger Diät und kluger Ernährung

von

Joe Correa CSN

48 Rezepte zur Verminderung von Akne: Der schnelle und natürliche Weg zum Beheben Ihres Akne-Problems in weniger als 10 Tagen!

von

Joe Correa CSN

41 Rezepte zur Vorbeugung von Alzheimer: Verringern oder Beseitigung des Alzheimer Zustandes in 30 Tagen oder weniger!

von

Joe Correa CSN

70 wirksame Rezepte bei Brustkrebs: Vorbeugen und bekämpfen von Brustkrebs mit kluger Ernährung und kraftvollen Lebensmitteln

von

Joe Correa CSN

www.ingramcontent.com/pod-product-compliance
Lightning Source LLC
Chambersburg PA
CBHW051036030426
42336CB00015B/2905